Gandi Anusha

DESENVOLVIMENTO E VALIDAÇÃO DO MISOPROSTOL POR MEIO DE UV-ESPECTROFOTÓMETRO

Gandi Anusha

DESENVOLVIMENTO E VALIDAÇÃO DO MISOPROSTOL POR MEIO DE UV-ESPECTROFOTÓMETRO

ScienciaScripts

Imprint

Any brand names and product names mentioned in this book are subject to trademark, brand or patent protection and are trademarks or registered trademarks of their respective holders. The use of brand names, product names, common names, trade names, product descriptions etc. even without a particular marking in this work is in no way to be construed to mean that such names may be regarded as unrestricted in respect of trademark and brand protection legislation and could thus be used by anyone.

Cover image: www.ingimage.com

This book is a translation from the original published under ISBN 978-620-6-18414-0.

Publisher:
Sciencia Scripts
is a trademark of
Dodo Books Indian Ocean Ltd. and OmniScriptum S.R.L publishing group

120 High Road, East Finchley, London, N2 9ED, United Kingdom
Str. Armeneasca 28/1, office 1, Chisinau MD-2012, Republic of Moldova, Europe
Printed at: see last page
ISBN: 978-620-6-50424-5

Índice

DESENVOLVIMENTO E VALIDAÇÃO DO MISOPROSTOL POR MEIO DE UM MÉTODO UV-ESPECTROFOTOMÉTRICO NA FORMA A GRANEL

Instituto Vignan de Tecnologia Farmacêutica, para além de VSEZ, Duvvada, Visakhapatnam, Andhra Pradesh-530049, Índia.

Gandi Anusha*, Professor Assistente, Departamento de Análise Farmacêutica

RESUMO:

Antecedentes: O principal objetivo do presente estudo é desenvolver e validar a estabilidade indicando um método espetroscópico UV rápido, fácil, económico e específico para a estimativa do misoprostol a granel que foi utilizado como tratamento de úlceras relacionadas com AINE.

Resultados: Apenas a forma a granel é utilizada no desenvolvimento deste método. 0,1N HCL é utilizado como solvente para este estudo após vários testes de pré-solubilidade e várias diluições são efectuadas para a avaliação dos resultados. O espetrofotómetro ELICO-Double beam SL-120/UV é utilizado para a validação e o desenvolvimento do método de acordo com determinadas especificações. Com base nos parâmetros físicos e na solubilidade do misoprostol, compôs-se uma solução de stock padrão do fármaco e fixaram-se os máximos de absorvância. O comprimento de onda máximo do misoprostol ocorre a 281nm. A linearidade é efectuada preparando as soluções de 2-10 µg/ml. O estudo efectuado para o desenvolvimento e validação está de acordo com as directrizes Q3D enquadradas na ICH. Numa determinada concentração, a absorvância máxima, a linearidade do composto é obtida obedecendo à lei de Beers. O coeficiente de correlação do fármaco é inferior a 1. O limite de deteção e o limite de quantificação do misoprostol foram de 0,656 µg/ml e 1,988 µg/ml. A exatidão e a precisão do método estão dentro do intervalo de aceitação após estudos de recuperação.

Conclusões: Com base nos resultados interpretados de vários parâmetros validados, conclui-se que o método desenvolvido é rápido, simples, económico e adequado para a determinação quantitativa do misoprostol a granel.

Palavras-chave: Misoprostol, espetroscopia, materiais e métodos, desenvolvimento de métodos.

Endereço para correspondência:

Gandi Anusha

gandianusha11@gmail.com

N.º de telemóvel 7330809694

INTRODUÇÃO

A análise farmacêutica é um ramo da química prática, que envolve uma série de processos de identificação, determinação, quantificação e purificação de uma substância, separação dos componentes de uma solução ou mistura, ou determinação da estrutura de compostos químicos.

A análise farmacêutica é um ramo especializado da química analítica. A química analítica envolve a separação, identificação e determinação das quantidades relativas de componentes numa matriz de amostra. A análise qualitativa identifica as substâncias a analisar, enquanto a análise quantitativa determina a quantidade numérica ou a concentração.

O analista farmacêutico desempenha um papel importante em todas as divisões de controlo de qualidade da indústria. A principal responsabilidade da divisão de controlo de qualidade é aprovar ou rejeitar um lote de produtos. Para tudo isto, a análise farmacêutica é um pré-requisito. (1)

A química analítica consiste em

1. Análise qualitativa

2. Análise quantitativa

Análise qualitativa: Qualidade significa o padrão ou a caraterística de uma substância. Assim, o método de análise qualitativa trata da determinação da qualidade de um determinado composto, independentemente da sua quantidade ou concentração. Por outras palavras, a análise qualitativa não mede a quantidade da substância, mas mede a qualidade desse material.

Análise quantitativa: A análise quantitativa é um método de determinação da quantidade absoluta ou relativa relativamente à concentração de uma ou mais substâncias presentes numa amostra.

Etapas da análise quantitativa:

    Seleção do método

    Natureza química da amostra

    Eliminação de possíveis interferências

    Cálculo dos resultados

    Ação de fiabilidade dos resultados

Os métodos analíticos são de dois tipos:

1. Métodos químicos

2. métodos de instrumentação

1.Métodos químicos: Os métodos químicos de separação e determinação de analitos ainda são utilizados em muitos laboratórios. Para a análise qualitativa, os componentes separados são tratados com reagentes que produzem produtos reconhecíveis pela cor, ponto de ebulição ou de fusão, solubilidade numa série de solventes, odor, atividade ótica e índice de refração. Para a análise quantitativa, a quantidade de analito foi determinada por medições gravimétricas ou titrimétricas. Nas medições gravimétricas, determina-se a massa da substância a analisar ou de alguns compostos produzidos a partir da substância a analisar.

Nos procedimentos titulométricos, mede-se o volume ou a massa de um reagente padrão necessário para reagir completamente com a substância a analisar.

2. Métodos instrumentais: Nos métodos instrumentais, a medição ou as propriedades físicas da análise, como a condutividade, o potencial do elétrodo, a absorção e emissão de luz, a relação massa/carga e a fluorescência, são também utilizadas para a análise quantitativa de uma variedade de analitos inorgânicos, orgânicos e bioquímicos.

A primeira análise instrumental foi a espetrometria de chama emissiva, desenvolvida por Robert Bun sun e Gustav Kirchoff, que descobriram o rubídio e o césio em 1860. Técnicas cromatográficas e electroforéticas para a Técnicas cromatográficas e electroforéticas para a separação de componentes de misturas complexas antes da sua determinação qualitativa e quantitativa.

Quadro n.º 1: Métodos instrumentais baseados na medição de propriedades físicas(2)

Propriedade física medida	Métodos instrumentais baseados em medição de propriedades físicas
Absorção Radiação	Espectrofotometria (raios X, UV-Vis, IR, NMR)
Emissão de radiação	Fluorimetria, fotometria de chama
Rotação da radiação	Polarimetria,ORD,CD

Potencial elétrico	Potenciometria, cromo-potenciometria
Condutância eléctrica	Condutometria
Corrente eléctrica	Polarografia, amperometria
Propriedades térmicas	DTA, DSC, etc.

Métodos instrumentais de análise química:

O método instrumental é uma parte excitante e fascinante da análise química que interage com todas as áreas da química e com muitas outras áreas da ciência pura e aplicada. Os instrumentos analíticos desempenham um papel importante na produção e avaliação de novos produtos. A instrumentação fornece limites de deteção mais baixos necessários para garantir alimentos, medicamentos, água e ar seguros. Os métodos instrumentais são amplamente utilizados pelos químicos analíticos para poupar tempo, evitar a separação química e obter uma maior exatidão. A maioria das técnicas instrumentais enquadra-se numa das quatro áreas principais, ou seja, espetroscopia, eletroquímica, cromatografia e técnicas diversas.

A)Técnicas espectrofotométricas:

Espectrofotometria UV e visível (3)

Espectrofotometria de fluorescência e de fosforescência

Espectrofotometria atómica

Espectrofotometria de infravermelhos

Espectrofotometria Raman

Espectrofotometria de raios X

Espectroscopia de ressonância magnética nuclear

Espectroscopia de massa

Espectroscopia de ressonância de spin eletrónico

B) Técnicas electroquímicas:

Potenciometria

Volametria

Electrogravimetria

Condutometria

Amperometria

C) Técnicas cromatográficas:

Cromatografia líquida de alta eficiência

Cromatografia gasosa

Cromatografia de camada fina de alto desempenho

Cromatografia de camada fina

GC-MS (cromatografia gasosa-cromatografia de massa)

LC-MS (cromatografia líquida-espetroscopia de massa)

D) Técnicas diversas:

Análise térmica

Técnicas cinéticas

Eletroforese

ESPECTROSCOPIA

A espetroscopia é utilizada para designar a medição da intensidade da radiação em função do comprimento de onda e é frequentemente utilizada para descrever métodos espectroscópicos experimentais. Os aparelhos de medição espetral são designados por espectrómetros, espectrofotómetros, espectrógrafos ou análise espetral. A espetroscopia é utilizada na química física e analítica porque os átomos e as moléculas têm espectros únicos, que identificam e quantificam a informação sobre os átomos e as moléculas. A maioria dos telescópios de investigação tem espectrógrafos. Os espectros medidos são utilizados para determinar a composição química e as propriedades físicas dos objectos astronómicos (como a sua temperatura e velocidade).(4)

TEORIA DA ESPECTROSCOPIA ELECTRÓNICA

A energia absorvida pelos electrões o, n e π presentes numa molécula pode ser excitada do estado fundamental para o estado excitado através da absorção de radiação UV. As várias transições são $n{\rightarrow}\pi^*, \pi{\rightarrow}\pi^*, n{\rightarrow}\sigma^*$ e $\sigma{\rightarrow}\sigma^*$. A energia necessária para a excitação das diferentes transições é $n{\rightarrow}\pi^*{\rightarrow}\pi^* < \pi{\rightarrow}\pi^* < n{\rightarrow}\sigma^* < \sigma{\rightarrow}^* < n{\rightarrow}\sigma^* < \sigma{\rightarrow}\sigma^*$. Destas transições $n{\rightarrow}\pi^*$ requer a energia mais baixa e $\sigma{\rightarrow}\sigma^*$ requer a energia mais elevada para a excitação na região UV.

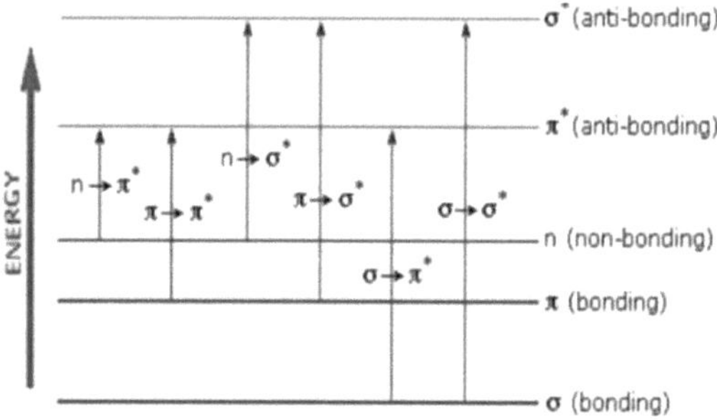

Figura No: 1 Níveis de energia das transições electrónicas

Transições electrónicas:

A absorção da radiação UV ou visível corresponde à excitação dos electrões exteriores.

Existem três tipos de transição eletrónica que podem ser considerados;

1. Transições envolvendo os electrões p, s e n

2. Transições envolvendo transferência de carga de electrões

3. Transições envolvendo d e felectrões (não abordadas nesta Unidade)

Quando um átomo ou molécula absorve energia, os electrões são promovidos do seu estado fundamental para um estado excitado. Numa molécula, os átomos podem rodar e vibrar uns em relação aos outros. Estas vibrações e rotações também têm níveis de energia discretos, que podem ser considerados como estando empacotados no topo de cada nível eletrónico.

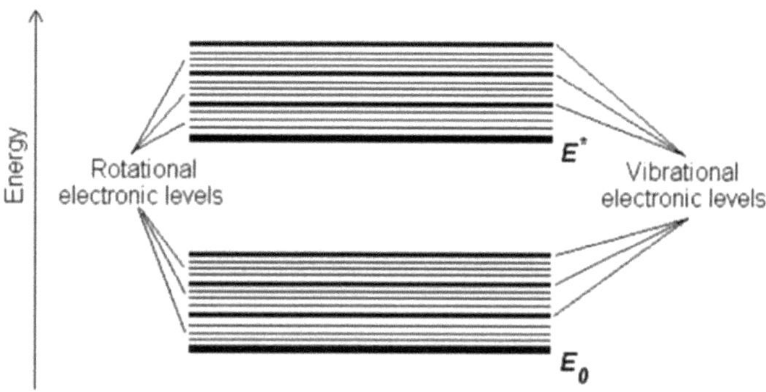

Espécies absorventes que contêm electrões p, s e n

A absorção de radiação ultravioleta e visível em moléculas orgânicas é restrita a certos grupos funcionais (cromóforos) que contêm electrões de valência de baixa energia de excitação. O espetro de uma molécula que contém estes cromóforos é complexo, porque a sobreposição de transições rotacionais e vibracionais nas transições electrónicas dá origem a uma combinação de linhas sobrepostas. Isto aparece como uma banda de absorção contínua.

As transições electrónicas possíveis dos electrões p,s,e n são

s→s* transições:

Um eletrão na orbital s de uma ligação é excitado para a orbital anti-ligação correspondente, sendo a energia necessária elevada. Por exemplo, o metano (que só tem ligações C-H e só pode sofrer transições s→s) apresenta um máximo de absorção a 125 nm. Os máximos de absorção devidos a transições s→s não se observam nos espectros UV-Vis típicos (200-700nm).

n→s*Transições

Os compostos saturados que contêm átomos com pares solitários (electrões não ligados) são capazes de transições n→ s'. Estas transições necessitam normalmente de menos energia do que as transições s→s'. Podem ser iniciadas por luz cujo comprimento de onda se situa na gama de 150-250 nm. O número de grupos funcionais orgânicos com picos n→s'na região do UV é pequeno.

n→p°e p→pTransições

A maior parte da espetroscopia de absorção de compostos orgânicos baseia-se em transições de electrões n ou p para o estado excitado p. Isto deve-se ao facto de os picos de absorção para estas transições caírem numa região do espetro conveniente do ponto de vista experimental (200-700 nm). Estas transições necessitam de um grupo insaturado na molécula para fornecer os electrões p.

As absorvibilidades molares das transições n→p' são relativamente baixas e variam entre 10 e 100 Lmol'cm. As transições p→p* dão normalmente absorvibilidades molares entre 1000 e 10.000L mor'cm.

Os picos resultantes das transições n→p'são deslocados para comprimentos de onda mais curtos (desvio para azul) com o aumento da polaridade do solvente, o que resulta do aumento da solvatação do par solitário, que diminui a energia da orbital n. Muitas vezes (mas nem

sempre), o inverso (ou seja, o desvio para o vermelho) é observado para as transições p→ p'-.
Este efeito é maior para o estado excitado, pelo que a diferença de energia entre os estados
excitado e não excitado é ligeiramente reduzida, resultando num pequeno desvio para o
vermelho. Este efeito também influencia as transições n → p', mas é ofuscado pelo desvio
para azul resultante da solvatação dos pares solitários(5).

Absorção por transferência de carga

Muitas espécies inorgânicas apresentam absorção por transferência de carga e são designadas
por complexos de transferência de carga. Para que um complexo apresente um
comportamento de transferência de carga, um dos seus componentes deve ter propriedades
doadoras de electrões e outro componente deve ser capaz de aceitar electrões. A absorção de
radiação envolve então a transferência de um eletrão do dador para uma orbital associada ao
aceitador.

As absorvências molares resultantes da absorção por transferência de carga são grandes
(superiores a 10 000 L mol 'cm).

LEI CERVEJA-LAMBERTS

A lei de Beer-Lambert estabelece que a quantidade de luz absorvida por uma substância
dissolvida num solvente totalmente transmissor é diretamente proporcional à concentração da
substância e ao comprimento do caminho da luz através da solução.

A lei de Beer -Lamberts expressa a relação linear entre a absorvância e a concentração de um
composto num comprimento de onda fixo.

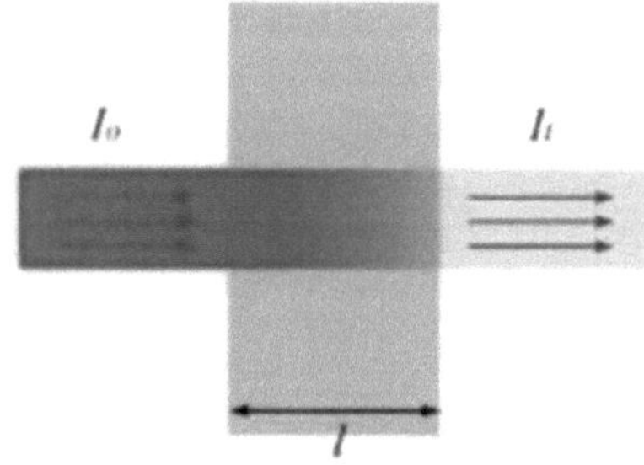

A quantidade de absorvância é calculada pela fórmula

$$A = \sum bc$$

A=absorvente

Σ=absorção molar

b=Comprimento do caminho (comprimento da amostra que a luz atravessa)

c=Concentração

DIAGRAMA TÍPICO DE UM ESPECTROFOTÓMETRO DE FEIXE DUPLO

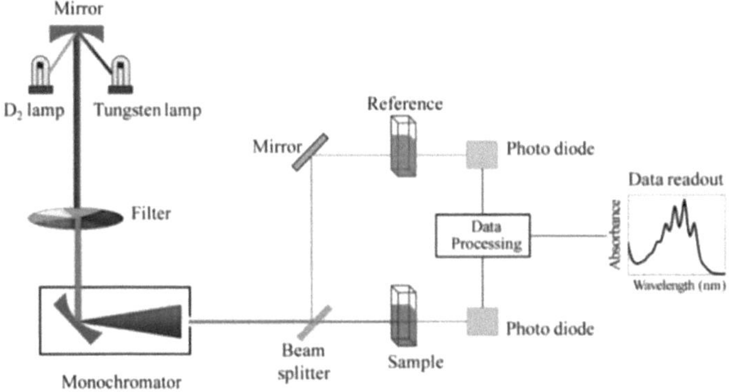

Figura n.º 2 Diagrama esquemático do espetrofotómetro de feixe duplo

1. Fonte de radiação:

É essencial que a potência das fontes de radiação não se altere rapidamente ao longo da sua gama de comprimentos de onda. O espetro de UV simultâneo forma-se quando a massa atómica ou o hidrogénio é excitado com energia eléctrica a baixa pressão.

No mecanismo forma-se uma espécie molecular excitada que se divide em duas espécies atómicas e um fotão ultra violeta. Tanto as lâmpadas de deutério como as de hidrogénio emitem radiação na gama de 160-375nm.

As várias fontes de radiação UV são as seguintes

A. Lâmpada de deutério

B. Lâmpada de hidrogénio

C. Lâmpada de tungsténio

D. Lâmpada de descarga de xénon

E. Lâmpada de arco de mercúrio

As várias fontes de radiação visível são as seguintes

- Lâmpada de tungsténio
- Lâmpada de vapor de mercúrio
- lâmpada de arco de carbono

1. Filtros ou monocromadores

Todos os monocromadores contêm os seguintes componentes

- Uma fenda de entrada
- Uma lente de colimação
- Um dispositivo de dispersão
- Uma lente de focagem
- Uma fenda de saída

2. Recipientes ou células de amostragem

Existe uma variedade de células de amostragem disponíveis para a região UV. A escolha da célula de amostragem baseia-se em

A. O comprimento, a forma e o tamanho da trajetória.

B. As características de transmissão no comprimento de onda pretendido.

C. As despesas relativas.

3. Detectores

Para detetar as radiações, existem três tipos de dispositivos fotossensíveis

A. Células fotovoltaicas ou células de camada de barreira

B. Fototubos ou tubos fotoemissores.

C. Tubos fotomultiplicadores.

Aplicações dos espectros de absorção UV

Os componentes orgânicos e as drogas podem ser identificados e analisados qualitativamente por espetrofotometria, uma vez que os espectros de absorção dos componentes em solventes específicos são únicos no que diz respeito à sua forma, razão de absorção e absortividade em diferentes comprimentos de onda. A análise quantitativa por espetrofotómetro UV pode ser uma análise de um componente ou uma análise multicomponente.

ANÁLISE QUANTITATIVA POR ESPECTROFOTÓMETRO UV/VISÍVEL

ANÁLISE DE COMPONENTE ÚNICO

Quando a absorção de cada uma de uma série de soluções da mesma substância é medida no mesmo comprimento de onda, temperatura e condições de solvente, pode ser traçado um gráfico da medida da absorvância em função da sua concentração. Se o gráfico for uma linha reta que passa pela origem, diz-se que obedece à lei de Beer no intervalo de concentração em causa. O declive da linha é igual a "ab", em que "b" é o comprimento do percurso interno da célula de amostra em cm e "a" é a absorvência calculada, que é constante.A concentração de um componente numa amostra que contenha outras substâncias absorventes pode ser determinada através de uma simples medição espectrofotométrica da absorvância, tal como descrito acima, desde que os outros componentes tenham uma absorvância suficientemente pequena ou negligenciável no comprimento de onda de medição. A absorvância é medida e, a partir do gráfico de Beer, a concentração desconhecida pode ser calculada.

ANÁLISE MULTICOMPONENTE

Atualmente, as formulações multicomponentes estão a encontrar o seu lugar na terapêutica clínica, pelo que é necessário desenvolver novos métodos para analisar os fármacos em simultâneo. A base de todos os métodos espectrofotométricos para a análise de amostras multicomponentes baseia-se na propriedade de absorvância em todos os comprimentos de onda. A absorvância de uma solução é a soma das absorvâncias totais dos componentes individuais, ou a absorvância medida é a diferença entre a absorvância total da solução na célula de amostra e a da solução na célula de referência.(8)

VALIDAÇÃO

A validação é um processo fundamental para uma garantia efectiva. A "validação" é definida como a prova documental que proporciona um elevado grau de garantia de que um processo ou equipamento específico produzirá, de forma consistente, um produto ou resultado que satisfaz as suas especificações e atributos de qualidade pré-determinados.

Definições de diferentes agências

a) A USFDA define validação como "estabelecer que as provas documentadas fornecem um elevado grau de garantia de que um processo específico produzirá consistentemente um produto com atributos de especificação e quantidade pré-determinados.

b) A OMS define validação como "o ato documentado de provar que qualquer procedimento, processo, equipamento, material, atividade ou sistema conduz efetivamente aos resultados esperados.

Objectivos da validação

O principal objetivo da validação é constituir uma base para um procedimento escrito de produção e de controlo do processo, concebido para garantir que os medicamentos têm a identidade, a qualidade e a pureza que pretendem ou que são representados como tendo.

-Garantia da qualidade

Regulamentação governamental

Importância da validação

Uma vez que a qualidade do produto nem sempre pode ser verificada através do controlo de qualidade de rotina, devido ao ensaio de um número de amostras estatisticamente insignificante, a validação deve proporcionar a adequação e a fiabilidade de um sistema ou produto para cumprir os critérios ou atributos pré-determinados, proporcionando um elevado grau de confiança de que o mesmo nível de qualidade é consistentemente incorporado em cada produto acabado, de lote para lote. A validação retrospetiva é útil para a comparação de tendências de resultados que se queixam de cGMP e cGLP. Para tomar as medidas adequadas em caso de não conformidade(9).

TIPOS DE VALIDAÇÃO

É frequentemente necessário validar os seguintes elementos num processo farmacêutico:

Equipamento, ambiente, materiais, métodos, controlos, processo, pessoal, instalações e procedimentos operacionais.

Validação do equipamento

Validação das instalações, incluindo os serviços públicos

Validação do processo

Validação da limpeza

Validação do método analítico

VALIDAÇÃO DO MÉTODO ANALÍTICO

A validação do método é o processo para confirmar que o procedimento analítico utilizado para um teste específico é adequado para a utilização pretendida. Os ensaios analíticos de um produto farmacêutico são necessários para garantir a sua pureza, estabilidade, segurança e eficácia. A validação do método analítico é parte integrante do sistema de controlo de qualidade. Embora uma validação exaustiva não possa excluir todos os problemas potenciais, o processo de desenvolvimento e validação do método deve abordar os mais comuns.

Parâmetros utilizados para a validação do ensaio

Exatidão

Precisão

Especificidade

Linearidade

Limite de deteção

Limite de quantificação

Robustez

Robustez

A validação do procedimento de ensaio foi efectuada utilizando o seguinte parâmetro.

1. exatidão:

A precisão de um procedimento analítico exprime a proximidade da concordância entre o valor aceite como valor verdadeiro convencional ou como valor de referência aceite e o valor encontrado.

Requisito ICH:

Os documentos da CIH recomendam que a exatidão seja avaliada utilizando um mínimo de nove determinações num mínimo de três níveis de concentração, abrangendo a gama especificada (ou seja, três concentrações e três réplicas de cada concentração).

2.Precisão:

A precisão de um procedimento analítico exprime a proximidade de concordância entre uma série de medições obtidas a partir de amostragens múltiplas da mesma amostra homogénea nas condições prescritas. A precisão de um procedimento analítico é geralmente expressa como a variância, o desvio-padrão ou o coeficiente de uma série de medições.

Precisão do sistema:

A precisão do sistema é avaliada através da medição do pico de resposta em seis réplicas de injeção da mesma solução padrão preparada de acordo com o método proposto.

O DER está a calcular que não deve ser superior a 2%.

Precisão do método:

A precisão do método é avaliada medindo o pico de resposta para seis réplicas de injeção em seis pesos diferentes de solução de amostra preparada de acordo com o método proposto, calculando o RSD que não deve ser superior a 2%.

Repetibilidade:

A repetibilidade exprime a precisão nas mesmas condições de funcionamento durante um curto intervalo de tempo, sendo também designada por precisão intra-ensaio.

Precisão intermédia:

A precisão intermédia exprime as variações no interior dos laboratórios: dias diferentes, analistas diferentes e equipamentos diferentes.

Reprodutibilidade:

Exprime a precisão entre os laboratórios. Quando o procedimento é efectuado por diferentes analistas em diferentes laboratórios, utilizando diferentes equipamentos, reagentes e configurações laboratoriais. A reprodutibilidade foi determinada através da medição da repetibilidade e da precisão intermédia. A reprodutibilidade é avaliada através de um ensaio interlaboratorial.

Requisito ICH:

Os documentos da CIH recomendam que a repetibilidade seja avaliada utilizando um mínimo de nove determinações que abranjam a gama especificada para o procedimento (ou seja, três concentrações e as três réplicas de cada concentração ou utilizando um mínimo de seis determinações a 100% da concentração de ensaio).

3. Especificidade:

A especificidade é a capacidade de avaliar inequivocamente a substância a analisar na presença de impurezas, degradantes, matriz, etc. (componentes) que se pode esperar que estejam presentes. A falta de especificidade de um procedimento analítico individual pode ser compensada pelos procedimentos analíticos de apoio.

Teste de identificação:

Os testes de identificação adequados devem ser capazes de discriminar compostos de estrutura estreitamente relacionada que são susceptíveis de estar presentes. A substância a analisar não deve sofrer interferências de outros componentes estranhos e deve estar bem separada deles.

Teste de pureza:

Assegurar que todos os procedimentos analíticos efectuados permitem uma declaração exacta do teor de impurezas de uma substância a analisar, ou seja, ensaio de substâncias relacionadas, metais pesados, solventes residuais, etc.

Ensaio:

Para fornecer um resultado exato, isto permite uma declaração precisa sobre o conteúdo ou a potência do analito numa amostra.

Requisito ICH:

A documentação da CIH indica que, quando são utilizados procedimentos cromatográficos, devem ser apresentados cromatogramas representativos para demonstrar o grau de seletividade e os picos devem ser adequadamente rotulados. Os testes de pureza dos picos (por exemplo, utilizando um conjunto de díodos ou espetrometria de massa) podem ser úteis para demonstrar que o pico cromatográfico do analito não é atribuível a mais do que um componente.

4. linearidade:

A linearidade de um procedimento analítico é a sua capacidade (dentro de um determinado intervalo) de obter resultados de ensaio que são diretamente proporcionais à concentração (quantidade) da substância a analisar na amostra

Requisitos da CIH:

A CIH recomenda que, para o estabelecimento da linearidade, se utilize normalmente um mínimo de cinco concentrações. Recomenda-se igualmente que os seguintes intervalos mínimos especificados sejam considerados como ensaio da substância medicamentosa (ou de um produto acabado) de 80% a 120% da concentração de ensaio.

5.Gama:

A gama de um procedimento analítico é o intervalo entre as concentrações superior e inferior da substância a analisar na amostra (incluindo estas concentrações) para as quais se demonstrou que o procedimento analítico tem um nível adequado de precisão, exatidão e linearidade.

6. limite de deteção (LOD):

O LD é a concentração mais baixa da substância que o método pode detetar, mas não necessariamente quantificar. O LD indica simplesmente que a amostra está abaixo ou acima de um determinado nível.

Requisitos ICH:

A ICH descreve uma abordagem comum, que consiste em comparar o sinal medido de amostras com concentrações baixas conhecidas do analito com o de amostras em branco. Os rácios mínimos de concentração são 2:1 ou 3:1.

A medição é baseada em:

(1) Relação sinal/ruído

(2)Avaliação visual (cromatograma relevante aceitável)

(3) O desvio padrão da resposta e o declive.

LOD=3,3 σ X/S

Onde,

σ=O desvio padrão da resposta

S=O declive da calibração.

7.Limite de quantificação (LOQ):

O LOQ é a concentração mais baixa da substância que pode ser estimada quantitativamente com precisão, exatidão e fiabilidade aceitáveis pelo método proposto. O LOQ é determinado pela análise de amostras que contêm uma quantidade conhecida decrescente da substância e pela determinação do nível mais baixo a que se atinge um nível aceitável de exatidão e precisão.

Requisitos da CIH:(10)

A ICH descreve uma abordagem comum, que consiste em comparar o sinal medido de amostras com baixas concentrações conhecidas da substância a analisar com o sinal de amostras em branco, estabelecendo a concentração mínima à qual a substância a analisar pode ser quantificada de forma fiável.

LOD=10σ /S

Onde,

σ = O desvio padrão da resposta

S=O declive da curva de calibração.

8. robustez:

A robustez de um procedimento analítico é uma medida da sua capacidade de permanecer inalterado por variações pequenas mas deliberadas dos parâmetros do método e fornece uma indicação da sua fiabilidade durante a utilização normal.

9. robustez:

A robustez de um método analítico é o grau de reprodutibilidade dos resultados obtidos pela análise das mesmas amostras numa variedade de condições, tais como diferentes laboratórios, diferentes analistas, diferentes instrumentos, diferentes lotes de reagentes, diferentes tempos de ensaio, diferentes temperaturas de ensaio, diferentes dias.

Quadro n.º 3 Características a validar na UV

Características	Critérios de aceitação
Exatidão/veracidade	Recuperação 98-102%(individual)
Precisão	RSD<2%
Repetibilidade	RSD<2%
Precisão intermédia	RSD<2%
Especificidade/Seletividade	Sem interferência
Limite de deteção	S/N>2 ou 3
Limite de quantificação	S/N>10
Linearidade	Coeficiente de correlação R2>0,999
Gama	80-120%

REVISÃO DA LITERATURA

Jigar Mehta,et al. desenvolveram (11) o objetivo pretendido deste trabalho para desenvolver e validar um teste de dissolução para comprimidos de misoprostol contendo 200µg de misoprostol [1% em hidroxipropilmetilcelulose{HPMC}]utilizando um método de cromatografia líquida de fase inversa.Após testar as condições de dissolução, o meio de dissolução e a estabilidade do fármaco, as melhores condições foram a velocidade de agitação da pá a 50 rotações por minuto (rpm), o meio de dissolução de água desaerada com um volume de 500 ml, de acordo com o teor muito baixo do rótulo da substância medicamentosa e do fármaco. O método foi validado para cumprir os requisitos de um registo regulamentar global e esta validação incluiu especificidade, precisão, linearidade e exatidão. A libertação de mais de 85% da quantidade indicada no rótulo foi alcançada em 30 minutos no meio durante todo o estudo. O teste de dissolução desenvolvido foi adequado para o seu objetivo e pode ser aplicado para o controlo de qualidade da forma de dosagem da formulação de misoprostol.

Womack IM,et al.desenvolveram(12) para a determinação exacta e simultânea de iloprost e misoprostol. Este ensaio permite a resolução completa dos diastereoisómeros do iloprost e tem um tempo total de execução de aproximadamente vinte minutos. As amostras foram preparadas para análise cromatográfica através da extração de uma mistura de fármacos tritiados do plasma de rato com acetonitrilo. As soluções resultantes foram cromatografadas numa coluna de fase reversa Zorbax Rx-C8 utilizando fosfato de potássio 0,02M (pH 3,0), acetonitrilo e metanol (46:30:24,v/v) a um caudal de 1,7 MI/min. O ácido 2-naftóico foi utilizado como padrão interno. O coeficiente de correlação para concentrações variáveis de ioprostl tritiado (12,7 Ci/mmol de atividade específica) de 2,18ng/mL a 21,8ng/mL foi de 0,995 e o coeficiente de correlação para concentrações de misoprostol tritiado (50 Ci/mmol de atividade específica) de 0,617ng/mL a 6,17 ng/mL foi de 0,993. A elevada seletividade e sensibilidade deste ensaio tornam-no útil para a quantificação simultânea de iloprostol e misoprostol.

Soni Nirav H, et al. desenvolveram (13) um método RP-HPLC simples, preciso, exato e rápido para a determinação do misoprostol a 1% em dispersão de HPMC {hidroxilpropilmetilcelulose} a granel e na forma de dosagem farmacêutica sólida. O pico do misoprostol foi resolvido utilizando uma coluna de simetria c8 (150x4,6mm, 5Aum) e uma fase móvel constituída por acetonitrilo, água e ácido ortofosfórico (65:35:0,5) a uma velocidade de fluxo de 1,5 ml/min. A deteção do misoprostol foi efectuada num detetor de absorvância a 200nm. Foi observada uma resposta linear de 0,999 para o misoprostol no intervalo de 10-30 µg/ml. A estabilidade da solução padrão e das soluções de amostra foi verificada até 8 horas. Os estudos de especificidade revelaram a ausência de qualquer interferência no pico analítico. Os estudos de exatidão realizados com placebo impregnado com IFA na concentração-alvo apresentam resultados dentro dos limites. Os resultados foram validados e o método proposto pode ser utilizado com êxito para determinar o teor de fármaco da formulação comercializada.

Sunil R Dhaneshwar, et. al. desenvolveu (14) um método de HPLC para a determinação simultânea de diclofenac sódico e misoprostol numa formulação. Este método baseia-se na separação por HPLC dos dois fármacos no Thermo Hypersil BDS-C18 (250 mm x 4,6 mm, 5,0µ) da Alemanha, em condições isocráticas e numa fase móvel simples que contém acetonitrilo:água (85:15) a um caudal de 1 ml/min, utilizando a deteção de UV a 220 nm. Este método foi aplicado à formulação sem interferência dos excipientes da formulação. Os dados da análise de regressão linear para os gráficos de calibração mostraram uma boa relação linear na faixa de concentração de 50-100ug / ml para diclofenaco de sódio e 0.Os valores médios do coeficiente de correlação, do declive e da interceção foram 0,9952±1,27, 80433±1,18, 187960±1,82 para o diclofenac sódico e 0,9975±0,78, 862734±1,21 e 4750,9±1,09 para o misoprostol, respetivamente. O limite de deteção (LOD) e o limite de quantificação (LOQ) foram de 1ug/ml e 2ug/ml para o diclofenac sódico e 0,03 µg/ml e 0,1µg/ml para o misoprostol, respetivamente. A análise estatística mostrou que o método é repetível e seletivo para a estimativa do diclofenac de sódio e do misoprostol.

T.Sivaleela et.al. desenvolveram (15) o presente trabalho descreve o método de ensaio de cromatografia líquida de alta eficiência e estabilidade para o misoprostol na presença de produtos de degradação gerados a partir de estudos de decomposição forçada. A separação do fármaco dos produtos de degradação foi conseguida utilizando uma coluna de ciano ligação estável usando água/acetonitrilo/ácido ortofosfórico (650:350:0,5 mL) como fase móvel. A taxa de fluxo foi de 1,0 mL/min e a deteção foi efectuada a 205nm. As amostras foram mantidas a 6° num refrigerador de amostragem automática. A validação limitada do ensaio de HPLC desenvolvido foi efectuada.

CH.Devadas et.al.desenvolveram (16) dois métodos simples, exactos e rápidos para a determinação quantitativa de mifepristona e misoprostol na respectiva forma de dosagem. O método 1 baseia-se na construção e resolução de duas equações simultâneas a 304 nm e 257,6 nm para a mifepristona e o misoprostol, respetivamente. No ensaio quantitativo de dois componentes em mistura pelo método da razão de absorvância, as absorvâncias são medidas a 264,6 nm (ponto de iso-absorção) e 304 nm (Método 2). Estes dois métodos foram validados em termos de linearidade, exatidão, precisão, limite de deteção, limite de quantificação e robustez. A linearidade foi registada no intervalo de concentração de 8-24µg/ml para ambos os métodos.

PERFIL DO MEDICAMENTO

MISOPROSTOL

Descrição:

Misoprostol (nome comercial; zitotec) (17) É um medicamento anti-úlcera eficaz utilizado para impedir a secreção de ácido no estômago. É utilizado principalmente para prevenir úlceras causadas por medicamentos não esteróides para as dores. Este medicamento pode causar contração uterina e é por vezes utilizado para indução do parto e interrupção da gravidez.

Estrutura: (18)

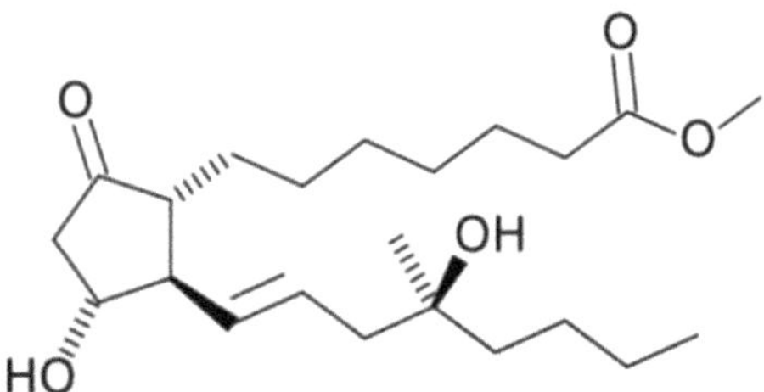

Figura 3: Estrutura do MISOPROSTOL

Categoria: Anti-inflamatórios.

Sinónimo: (19) Misophonia, Misopinion, Misopogon.

Tabela:4 Propriedades gerais do misoprostol

Número CAS	59122-46-2
Nome IUPAC	Metil 7-[(1R 2R 3R)-3-hidroxi-2-[(1E)-4-hydroxy-4-methyloct-1-en-1-yl]-5-Oxiciclopentil]heptanoato.

Fórmula molecular	C22H38O5
Peso molecular	382,53gm/mol
Estado físico	Sólido
Descrição	Amarelo claro
Solubilidade	Solúvel em HCI,NAOH Insolúvel em clorofórmio
Pureza	98%
Condições de armazenamento	Armazenado a uma temperatura ambiente de 25 °C.

Mecanismo de ação:(20) Liga-se aos receptores acoplados à proteína G e inibe a adenilil ciclase, reduzindo o CAMP e provocando a entrada de cálcio através de canais dependentes de cálcio, aumentando os níveis de cálcio intracelular, o que resulta em contração.

Farmacocinética:(21)

Absorção: É bem absorvido por via oral

Distribuição: distribuído por todo o corpo

Metabolismo: metabolismo através do fígado

Excreção: através da urina

Farmacodinâmica:

O misoprostol é um AINE e é utilizado para prevenir e tratar as úlceras do estômago.

Efeitos secundários:(22) Rutura uterina, náuseas, vómitos, diarreia, cãibras musculares, cãibras menstruais, obstipação.

Utilizações: É utilizado para prevenir úlceras gástricas e hemorragias pós-parto.

FINALIDADE E OBJECTIVOS

OBJECTIVO:

O objetivo do presente trabalho é desenvolver e validar um método simples e preciso que indique a estabilidade para a determinação do misoprostol utilizando um método espetroscópico UV preciso. O misoprostol é utilizado como AINE e está disponível no mercado local para efetuar a validação do método de acordo com as directrizes ICH (conferência internacional sobre a harmonização dos requisitos técnicos para o registo de produtos farmacêuticos para uso humano).

Plano do presente trabalho:

Seleção do solvente.

Recolha e identificação de Misoprostol para análise.

Desenvolvimento de um método UV simples, económico e preciso.

Validação do método analítico proposto.

MATERIAIS E METODOLOGIA

MATERIAIS

Amostra de medicamentos:

O misoprostol foi obtido como amostra de oferta da AURBINDO Pharmaceuticals Pvt.Ltd., Hyderabad.

Formulação utilizada:

Os comprimidos de "MISOPROSTOL" contendo 200 mg de Zitotec foram adquiridos numa farmácia local.

Produtos químicos e solventes:

Foram utilizados os seguintes produtos químicos

Quadro 5: lista de produtos químicos

S.NO.	QUÍMICA	FABRICAR	PUREZA
1.	Água destilada	Milli-Q	-
2.	HCL 0,1N	Fischer-científico	99.9%
3.	NaOH	Fischer-científico	97.78%
4.	Metanol	Fischer-científico	38-41%

Instrumentos:

Os instrumentos utilizados para o estudo foram,

-WENSAR balanças de pesagem limitada (balança de pesagem).

-ELICO-Espectrofotómetro de feixe duplo SL-210/ UV-Visível com um par de células de quartzo de 10 mm

Especificações dos instrumentos:

A)Balança digital de pesagem WENSAR:

Quadro 6: Especificações da balança de pesagem

Especificações	
Capacidade de pesagem	500gms

Visualização mínima	0,1 mg
Desvio padrão	<0,1mg
Gama de temperaturas de funcionamento	5 a 40c

B) Espectrofotómetro UV-Visível

Modelo: ELICO-VIGA DUPLA SL-210

Tabela 7: Especificações do espetrofotómetro UV

Especificações	
Fonte de luz	Lâmpada de halogéneo de 20W, lâmpada de deutério, lâmpada de pungsténio. Posição automática da fonte de luz mecanismo de regulação.
Monocromador	Grelha holográfica côncava com 1200 linhas/mm.
Detetor	Fotodíodo de silício
Luz difusa	>0,05%T a(220nm:NaI 10g/1)
Gama de comprimentos de onda	190-1100nm
Largura da banda espetral	1,8nm
Precisão do comprimento de onda	±0,5ncomprimento de onda automático mecanismo de calibração
Gama de gravação	Absorvância: 3.99-3.99Abs

	Transmittance:3.99-399%

Precisão fotométrica	±0,005Abs(a 1,0 Abs),±0,010Abs(a 1.5 Abs)
Temperatura/humidade de funcionamento	Faixa de temperatura: 15 a 35°C Intervalo de humidade: 35 a 80% (15 a menos de 30°c), 35 a 70c (30 a 35c)

METODOLOGIA:
DESENVOLVIMENTO DE MÉTODOS:

Com base na solubilidade e nos parâmetros físicos do fármaco, foi preparada a solução-mãe padrão do fármaco e foram determinados os comprimentos de onda máximos.

Com base nos máximos de absorvância do fármaco, foram preparadas diferentes diluições e foi efectuada uma estimativa da formulação.

Seleção do solvente:

A solubilidade do Misoprostol foi determinada numa variedade de solventes, de acordo com as normas da farmacopeia indiana. O teste de solubilidade do Misoprostol foi efectuado em diferentes solventes polares. A partir dos estudos de solubilidade, seleccionou-se HCL 0,1N como solvente adequado.

Seleção do eixo:

A solução-mãe padrão foi ainda diluída com HCL 0,1N para obter concentrações de 10µg/ml. A solução foi analisada entre 200 e 400nm utilizando HCL 0,1N como branco. A partir dos espectros UV, o nm foi selecionado como Amax para a análise do Misoprostol.

VALIDAÇÃO DO MÉTODO:

Seleção das gamas de concentração analítica: (ensaio de linearidade)

O teste de linearidade foi avaliado através da medição do valor de absorvância das soluções padrão, tendo sido preparada a solução-mãe padrão de diferentes concentrações, conforme descrito nos métodos propostos, e o gráfico foi traçado com base nos valores de absorvância obtidos. Verificou-se que o intervalo de linearidade era de 2-10µg/ml.

Precisão:

Para avaliar a precisão dos métodos, foi analisada uma solução pura do fármaco (dentro do limite de trabalho), tendo sido repetida 6 vezes em dois dias diferentes. O erro relativo (%) e o desvio-padrão relativo foram considerados dentro dos critérios de aceitação de menos de 2, o que indica uma maior exatidão e precisão dos métodos propostos.

Robustez:

A variação inter-dia dos métodos propostos foi efectuada através da alteração do analista numa concentração igual à concentração padrão e a robustez foi testada. Foi calculada a percentagem de desvio-padrão relativo em cada método, tendo-se verificado que se situava dentro dos critérios de aceitação, ou seja, menos de 2, o que indica que os métodos propostos são aceites.

Limite de deteção (LOD) e limite de quantificação (LOQ):

O limite mínimo de deteção dos métodos propostos pode ser determinado diluindo em série a concentração do padrão com o valor mais baixo de absorvância detetável, com um desvio-padrão relativo abaixo dos critérios de aceitação.

Aplicação ao analista de amostras comerciais:

A fim de verificar a validade dos métodos propostos, o Misoprostal foi determinado na formulação comercial. A partir da solução-mãe preparada, por diluições adequadas, preparou-se 6µg/ml com HCL e o valor da absorvância foi registado e comparado com os valores padrão.

VALIDAÇÃO DO MÉTODO

PREPARAÇÃO DE REAGENTES:

Preparação da solução de reserva 1:

Pesar com exatidão 100 mg de Misoprostol num balão volumétrico de 100 ml e dissolver até à marca para obter uma concentração de 1000ug/ml.

Preparação da solução stock-2:

Tomar 1,0 ml da solução stock-1 acima referida e diluir com HCL 0,1N num balão volumétrico de 100 ml para obter uma concentração de 10µg/ml.

Preparação da solução stock-3:

Da solução stock-1, tomar 1,0ml e dissolver com HCL 0,1N em 10ml de balão volumétrico para obter a concentração de 100µg/ml.

Preparação da solução de HCL 0,1 N:

Medir com exatidão 8,3 ml de HCL 0,1N e dissolver em alguns ml de água e o volume final é maquilhado com 1000 ml de água destilada e padronizado.

Preparação da solução de amostra:

Para determinar o teor de Misoprostol no comprimido convencional, foram pesados 20 comprimidos; o seu peso médio foi determinado e finalmente transformado em pó. O pó do comprimido equivalente a 100 mg de Misoprostol foi pesado e transferido para um balão volumétrico e depois dissolvido com DMSO até à marca. Este foi filtrado através de papel de filtro Whatman n.º 41 e, em seguida, o volume final foi feito com DMSO para obter uma solução de reserva final de 1000µg/ml. A partir desta solução de reserva, foram preparadas e analisadas várias dissoluções da solução de amostra

PARÂMETROS DE VALIDAÇÃO DO MÉTODO:

Linearidade:

Nesta solução-mãe de HCL 0,1N, o Misoprostol (0,2-1,0 ml de 10µg/ml) foi transferido para um balão volumétrico de 100 ml e completado até à marca com HCL 0,1N. A absorvância das soluções de concentrações diferentes foi medida a 281nm em relação ao branco. Verificou-se que as amostras eram lineares a partir de 2-10ug/ml. A curva de calibração foi traçada utilizando a concentração versus a absorvância. A curva obtida foi linear no intervalo de concentração de 2-10µg/ml.

Preparação da solução de 2µg/ml

Da solução stock-3, tomar 1,0 ml e diluir com HCL 0,1N num balão volumétrico de 50 ml para obter uma concentração de 2µg/ml.

Preparação da solução de 4µg/ml:

A partir da solução stock-3, tomar 2,0ml e diluir com HCL 0,1N num balão volumétrico de 5Oml para obter uma concentração de 4µg/ml.

Preparação da solução de 6µg/ml:

Da solução stock-3, tomar 3,0 ml e diluir com HCL 0,1N num balão volumétrico de 50 ml para obter uma concentração de 6µg/ml.

Preparação de uma solução de 8ug/ml:

Da solução stock-3, tomar 4,0 ml e diluir com HCL 0,1N num balão volumétrico de 50 ml para obter uma concentração de 8µg/ml.

Preparação de uma solução de 10 pg/ml:

A partir da solução stock-3, tomar 5,0 ml e diluir com HCL 0,1N num balão volumétrico de 50 ml para obter uma concentração de 10µg/ml.

Estudos de recuperação:

À formulação pré-analisada, foi adicionada uma quantidade conhecida de solução padrão (2, 4 e 6ug/ml de solução) e o conteúdo foi bem misturado, sendo finalmente completado o volume com água destilada. A quantidade presente foi calculada a partir do declive e da interceção e, em seguida, a percentagem de recuperação foi determinada utilizando o seguinte:

Onde,

N=Número de observações.

X=Quantidade adicionada em microgramas/ml

Y=Quantidade recuperada em microgramas/ml

Limite de deteção (LOD)e limite de quantificação (LOQ)

O limite de deteção e o limite de quantificação foram calculados utilizando o valor médio do(s) declive(s) e o desvio padrão da interceção.

$$\text{Limite de deteção}=3{,}3\sigma/S$$

Unidades-(mcg/ml)

Onde:σ=O desvio padrão da resposta.

S=O declive da curva de calibração.

Limite de quantificação=10xσ/S

Unidade-(mcg/ml)

Em que, σ = o desvio-padrão da resposta

S=o declive da curva de calibração.

Repetibilidade:

A repetibilidade do método foi verificada através da repetição da medição da formulação seis vezes.

Precisão:

Para avaliar a precisão dos métodos, foi analisada uma solução pura do fármaco (dentro dos limites de trabalho), sendo repetida seis vezes em dois dias diferentes.

Preparação da solução de 6µg/ml:

Da solução stock-3, tomar 3,0 ml e diluir com HCL 0,1N num balão volumétrico de 50 ml para obter uma concentração de 6µg/ml.

Robustez:

A variação inter-dia dos métodos propostos foi efectuada através da alteração do analista a uma concentração igual à concentração padrão e a robustez foi testada.% Foi calculado o desvio padrão relativo em cada método.

Preparação da solução de 6µg/ml:

Da solução stock-3, tomar 3,0 ml e diluir com HCL 0,1N num balão volumétrico de 50 ml para obter uma concentração de 6ug/ml.

RESULTADOS E DISCUSSÃO

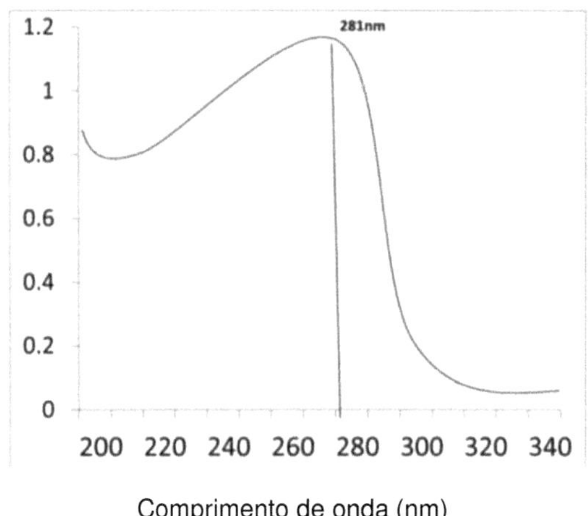

Comprimento de onda (nm)

Figura4:Espectro de absorção UV do MISOPROSTOL com absorvância a 281nm

Quadro 8: Dados de calibração do Misoprostol pelo método UV

S.NO	CONCENTRAÇÃO (μg/ml)	ABSORÇÃO
1.	2	0.196
2.	4	0.393
3.	6	0.562
4.	8	0.761
5.	10	0.978

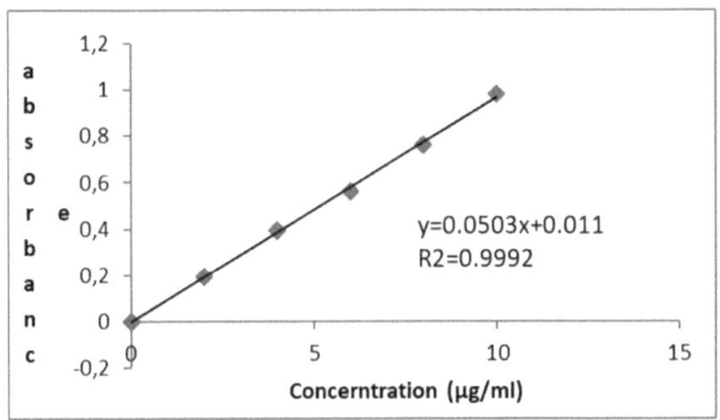

Figura 3: Misoprostol Curva de calibração

Solubilidade:

Tabela 9: Resultados da solubilidade do Misoprostol em diferentes solventes:

S.NO	SOLVENTE	20mg DISSOLVIDO EM(µg/ml)	ESTADO
1.	Água	20	ligeiramente solúvel
2.	HCL 0,1N	20	Livremente solúvel
3.	NaOH 0,1N	20	Pouco solúvel
4.	Clorofórmio	20	insolúvel

Tabela 10: Características ópticas do misoprostol no método UV:

PARÂMETROS	MÉTODO VALORES
Comprimento de onda (nm)	281nm
Limite da lei de Beer (µg/ml)	0,1-0,5µg/ml
Sensibilidade de Sandell (µg/cm^2/0,001AU)	0.019

Absorvência molar (L mol'cm)	1.89x1014
Coeficiente de correlação (r)	0.9992
Equação de regressão (Y=mx+c)	0.0503x+0.011
Declive(m)	0.0503
Interceção(c)	0.011
LOD (µg/ml)	0,653µg/ml
LOQ (µg/ml)	1,988µg/ml
Erro padrão da média da linha de regressão	0.001543

Precisão:

Precisão do sistema: solução padrão preparada com a concentração desejada e injectada cinco vezes.

Quadro 11: Resultados da precisão do misoprostol

Concentração6%	Injeção	Absorvância
	1	0.631
	2	0.636
	3	0.632
	4	0.634
	5	0.635
	6	0.631
Análise estatística	Média	0.633
	SD	0.008
	%RSD	1.26

Precisão intradiária:

Quadro 12: Resultados da precisão intradiária do Misoprostol

	Injeção	Absorvância
Concentração6%	1	0.632
	2	0.635
	3	0.631
	4	0.630
	5	0.634
	6	0.633
Análise estatística	Média	0.632
	SD	0.01
	%RSD	1.5

Precisão inter-dia:

Quadro 13: Resultados da precisão inter-dia do Misoprostol

	Injeção	Absorvância
Concentração6%	1	0.634
	2	0.631
	3	0.635
	4	0.632
	5	0.630
	6	0.637
Análise	Média	0.632

estatística	SD	0.01
	%RSD	1.5

CRITÉRIOS DE ACEITAÇÃO

A percentagem de desvio relativo do MISOPROSTOL individual em relação às seis unidades não deve ser superior a 2,0%

PRECISÃO (RECUPERAÇÃO):

A exatidão exprime a proximidade da concordância entre o valor, que é aceite como valor verdadeiro convencional ou como valor de referência aceite (norma internacional, por exemplo, norma farmacêutica) e o valor encontrado (valor médio) através da aplicação do procedimento de ensaio várias vezes.

Para estudar a fiabilidade, a adequação e a exatidão do método, foram efectuados estudos de recuperação, adicionando uma quantidade conhecida do padrão à amostra pré-analisada e efectuando o estudo de recuperação. A recuperação foi efectuada a 80%, 100% e 120% e os teores foram determinados a partir do respetivo cromatograma. A partir dos resultados obtidos, podemos concluir que o método é exato.

Quadro 14: Estudos de recuperação do Misoprostol

Recovery	Target in µg/ml	Spiked in µg/ml	Target in µg/ml	Amount found in µg/ml	% Recovery	Mean	%RSD
50%	20	10	30	29.75	99.1		
	20	10	30	29.43	98.1	98.9	0.42
	20	10	30	29.85	99.5		
100%	20	20	40	39.59	98.9		
	20	20	40	39.10	97.7	98.7	0.39
	20	20	40	39.82	99.5		
150%	20	30	50	49.93	99.8		
	20	30	50	49.69	99.3	99.2	0.52
	20	30	50	49.27	98.5		

Robustez:

Definida pela USP como o grau de reprodutibilidade dos resultados obtidos numa variedade de condições, tais como diferentes laboratórios, analistas, instrumentos, condições ambientais, operadores e materiais. A robustez é uma medida da reprodutibilidade dos resultados dos testes em condições operacionais normais e esperadas de laboratório para laboratório e de analista para analista.

Tabela 15: Estudos de robustez do Misoprostol (variação do analista)

	INJECÇÃO	Absorvância
Concentração 6%	1	0.636
	2	0.632
	3	0.638
	4	0.639
	5	0.633
	6	0.637
%RSD	Média	0.633
	SD	0.003
	%RSD	0.47

LIMITE DE DETECÇÃO (LOD):

O limite de deteção é a concentração mais baixa da substância a analisar que pode ser detectada através da injeção de uma quantidade decrescente, não necessariamente quantitativa pelo método, nas condições experimentais indicadas.

A concentração mínima para a qual a substância a analisar pode ser detectada é determinada a partir da curva de linearidade, aplicando a fórmula.

Limite de deteção=$3,3\sigma/S$

A concentração mais baixa de MISOPROSTOL que pode ser detectada foi determinada a partir da curva padrão foi de 0,653µg/ml.

LIMITE DE QUANTIFICAÇÃO (LOQ):

O limite de quantificação é a concentração mais baixa da substância a analisar numa amostra que pode ser estimada quantitativamente através da injeção de uma quantidade decrescente de fármaco com precisão e exatidão aceitáveis nas condições experimentais do método.

Limite de quantificação=$10x\sigma/S$

A concentração mais baixa em que o pico pode ser quantificado, denominada LOQ, foi de 1,988µg/ml.

O valor LOD baseia-se na concentração do LOD, o valor LOQ é calculado através da seguinte fórmula LOQ=3,3 x LOD.O valor LOQ é de 1,988µg/ml.

Tabela 16: Resultados dos dados de LOD e LOQ

LOD	0,653µg/ml
LOQ	1,988µg/ml

ENSAIO DA FORMA DE DOSAGEM DE COMPRIMIDOS

A aplicabilidade do método proposto para a estimativa do misoprostol foi estudada através do ensaio de comprimidos comerciais de zitotec, cujo rótulo contém 200 mg de misopostol. Os resultados indicam que a quantidade de fármaco contida nos comprimidos está dentro dos requisitos de 98-100,09% da alegação do rótulo.

Quadro 17: Composição dos comprimidos de misoprostol:

EXEMPLO DE TABLET	RÓTULO RECLAMAÇÃO mg/TABELA	CONTEÚDO REAL ENCONTRADO, mg	% DE CONTEÚDO REAL ENCONTRADO	% RECUPERAÇÃO
Zitotec	200mg	99.69	99.52	99.54

DISCUSSÃO:

A solubilidade do Misoprostol foi determinada numa variedade de solventes, desde os não polares aos polares, utilizando essencialmente um método de Schefter e Higuchi. Verificou-se que o fármaco era livremente solúvel em HCL. O perfil de solubilidade do Misoprostol é apresentado no Quadro 9

Foram pesados com exatidão 100 mg de matéria-prima de misoprostol e transferidos para um balão volumétrico de 100 ml, dissolvidos numa quantidade mínima de HCL, resultando numa concentração de 100 mcg/ml do fármaco. Foi analisado no intervalo de 200-400nm e mostra um λmax constante a 281nm, como se pode ver na figura 4. Verificou-se a linearidade do medicamento Misoprostol, a sua curva de calibração foi construída e é mostrada na figura 5, as características ópticas, tais como o limite da lei de Beer (0,1-0,5µg/ml), a sensibilidade de Sandell (0,019), o coeficiente de correlação (0,9992), o declive (0,0503) e a interceção (0,011), a absorvência molar (1,89x10), foram calculadas e mostradas no quadro 10.

O limite de deteção e o limite de quantificação foram determinados a partir dos estudos de linearidade. O limite de deteção foi de 0,653 µg/ml e o limite de quantificação foi de 1,988 µg/ml. O resultado da quantificação da formulação na repetibilidade também se encontra dentro dos limites 99,52 e é apresentado na Tabela 17.

Para avaliar a exatidão do método, foi adicionada uma quantidade conhecida de fármaco puro (solução de 10,20 e 30µg/ml) à solução previamente analisada que continha a formulação farmacêutica e a mistura foi analisada pelo método proposto, tendo sido calculada a recuperação. A percentagem de recuperação da amostra de Misoprostol foi encontrada dentro dos limites 9,72-99,8%, média de sd 98,9 (%RSD 0,42), média de sd 98,7 (%RSD 0,39), média de sd 99,2 (% RSD 0,52). Estes valores são apresentados no quadro 14.

A precisão do método foi estudada através da análise repetida da amostra, que foi efectuada três vezes por dia e repetida durante 3 dias. O desvio-padrão percentual para a análise intradiária e interdiária foi de 1,5 %RSD e 1,5%RSD.

RESUMO E CONCLUSÃO

O misoprostol é um medicamento utilizado para tratar e prevenir úlceras gástricas e hemorragias pós-parto. É atualmente comercializado pela AURBINDO.

Os métodos analíticos propostos são simples, fiáveis, rápidos, sensíveis e exactos para a estimativa do misoprostol.

Os métodos adoptados para os nossos estudos são

1. método espetroscópico UV simples.

2. As amostras do fármaco foram analisadas por espetroscopia UV utilizando metanol como solvente.

O misoprostol tem muitas aplicações na prática da obstetrícia e da ginecologia. A utilização não autorizada de medicamentos aprovados é apoiada pela FDA, desde que se baseie em provas médicas sólidas. O misoprostol tem potencial para melhorar a saúde das mulheres em todo o mundo. Os resultados dos testes de validação foram considerados satisfatórios.

Assim, concluiu-se que o método acima descrito é simples, preciso e fácil de executar e requer pouco tempo para analisar o fármaco na formulação comercial.

BIBLIOGRAFIA

1. Douglas A. Skoog, Donald M. West e James Holler F., Fundamental of Analytical Chemistry, 7th edn., Pg.no.13

2.H.H.Willard, L.L.Merit, F.A. Dean e F.A. Settle, Instrumental method of analysis 7 th edition, C.B.S.Publishers, New Delhi,1986, Pg.no.2.

3. Silvsserstein R.M., Claytion Bassler, G. e Terrence C. Morrill. Spectrometric Identification of Organic compounds, John Wiley and sons, New York, 1991, pág. 289.

4.Sharma,Y.R.Elementary Organic Spectroscopy 4 th Revised and enlarged edn.

S.Chand and company Ltd., Nova Deli,.

5.Chatwal,R.Gurdeep e Sharma,K.Anand.Instrumental Methods of chemical analysis 5th revised edn, Himalaya publishing House, Mumbai,2000,Pg.no 2.160.

6. Sharma, B.K. Método instrumental de análise química. 17ª edição, Krishna Prakashan media Pvt. Ltd., Meerut, 1997, pg.no.8.

7.G.Devala Rao, Text Book of Pharmaceutical Analysis.4th edition, Birla publications Pvt.Ltd.,Meerut,1997, pg.no.8.

8. Jag Mohan organic Analytical chemistry Theory and practice.2nd edition.Narosa Publishing House,New Delhi,2006,pg.no.1-15.

9.Código Q2A, Texto sobre validação do procedimento analítico, Conferência Internacional sobre

Harmonização, Genebra, outubro de 1991.pg.no.1-5.

10.Código Q2b, Validação do Procedimento Analítico: Metodologia, Conferência Internacional sobre Harmonização.

11.www.reaearchgate.net,volume-2,Issue-1,year 2010.

12. Sciencedirect(life sciences), volume-52 Issue-4, ano 1996, página no 249-259.

13. Inventi rapid-pharma analysis and quality assurance, ano 2011.

14.semantic scholar.org volume-1,Issue-2, ano 2010, página no 110-118.

15.researchgate T.sivaleela ano 2005.

16. revista de pesquisa de farmácia e tecnologia, volume-5, Issue-1, ano 2012.

17.https://www.drugbank.ca

18.whttps://en.m.wikipedia.org>wiki.

19.https://www.synonyms.com

20.https://en.m.wikepedia.org

21.https://www.sciencedirect.com

22.https://www.webmd.com

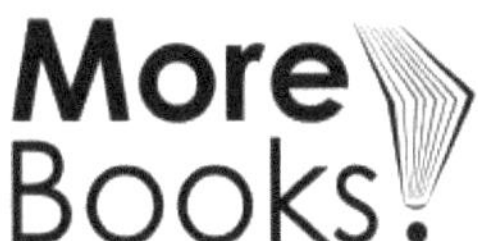

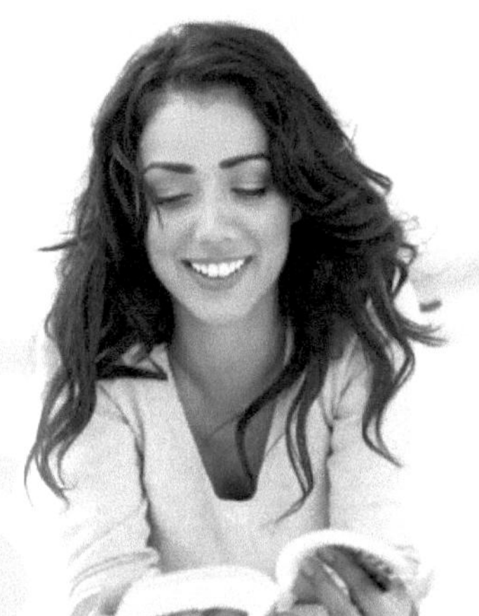

I want morebooks!

Buy your books fast and straightforward online - at one of world's fastest growing online book stores! Environmentally sound due to Print-on-Demand technologies.

Buy your books online at
www.morebooks.shop

Compre os seus livros mais rápido e diretamente na internet, em uma das livrarias on-line com o maior crescimento no mundo! Produção que protege o meio ambiente através das tecnologias de impressão sob demanda.

Compre os seus livros on-line em
www.morebooks.shop

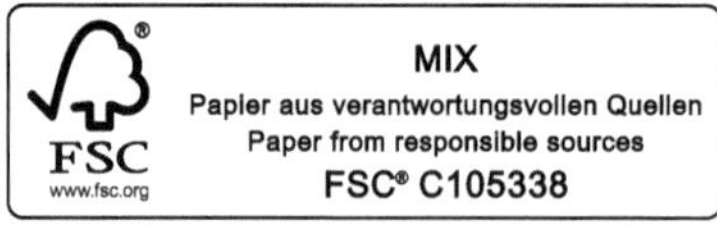

Printed by Books on Demand GmbH, Norderstedt / Germany